Inhaltsverzeichnis

Czarny czosnek

H.G.Śpiewacy

Ta książka:

Niektóre pokarmy mają całe szczęście! Smak czarnego czosnku nie tylko zabiera kubki smakowe w niezapomnianą podróż, ale także oferuje szeroki zakres pozytywnych efektów dla organizmu.

Tajemnicza historia i zalety "czarnego czosnku" mają wokół siebie wiele niejasności, a H.G.Śpiewacy chce to wszystko wyjaśnić w swojej książce. Czarny czosnek, który jest wysoko ceniony we współczesnej Japonii, Tajlandii i Korei, jest względnym nowicjuszem na głównym rynku w Stanach Zjednoczonych (od około 2008 roku). Staje się on coraz bardziej znany zarówno ze względu na swój unikalny smak, jak i korzystny wpływ na zdrowie.

Fakt, że czarny czosnek zawiera prawie dwa razy więcej przeciwutleniaczy i składników odżywczych niż surowy czosnek oznacza, że może on leczyć problemy z krążeniem, choroby serca, stany zapalne, zniszczoną wiekiem skórę, wysoki poziom cholesterolu, cukrzycę, upośledzony układ odpornościowy, raka, uszkodzenia wątroby, chorobę Alzheimera i inne przewlekłe schorzenia. Korzyści płynące z tego czarnego złota nie powinny być dłużej ukrywane, zgadzasz się? Poznajmy to bogate w składniki odżywcze pożywienie!

Autorka:

H.G.Śpiewacy

Namiętny czytelnik i wszechstronny

zainteresowany autor. Mieszka ze swoim

drugim żoną w Tajlandii

Czarny czosnek

Wzmacniacz zdrowia dla organizmu

z

H.G.Śpiewacy

Impressum

1. Edition, 2023

© 2023 All rights reserved.

No. 4/2 , Moo.7

A.Mueang , Ban Khok

67000 Phetchabun

Celem tej książki jest dostarczenie dokładnych i wiarygodnych informacji na dany temat. Wydawca nie jest zobowiązany do świadczenia usług księgowych, prawnie autoryzowanych lub w inny sposób kwalifikowanych. Jeśli wymagana jest porada prawna lub techniczna, należy skontaktować się z kompetentnym ekspertem.

Wszelkie kopiowanie, powielanie lub rozpowszechnianie jakiejkolwiek części tej książki, zarówno w formie elektronicznej, jak i pisemnej, jest zabronione. Prawa własności intelektualnej są zastrzeżone.

Konsument bierze na siebie pełną odpowiedzialność za wszelkie zobowiązania wynikające z użycia lub naruszenia jakichkolwiek praw, procedur lub wskazówek zawartych w niniejszej publikacji, czy to z powodu nieuwagi, czy z innych przyczyn. Wydawca nie ponosi odpowiedzialności za jakiekolwiek szkody, błędy lub straty pieniężne poniesione w wyniku informacji zawartych w niniejszym dokumencie, bezpośrednio lub pośrednio. Prawa autorskie należą do autora.

Niniejszy materiał służy wyłącznie celom edukacyjnym i dlatego ma charakter uniwersalny. Dane są podawane bez jakiegokolwiek zapewnienia lub umowy. Znaki towarowe są używane bez zgody lub wsparcia właściciela znaku towarowego. Znaki towarowe i etykiety wymienione w tej książce należą do ich odpowiednich właścicieli, a niniejszy materiał nie jest w żaden sposób z nimi powiązany.

Wprowadzenie

Na świecie jest wiele cudów, które należy celebrować, a dla mnie najbardziej zasługuje na to czosnek.
-Leo Buscaglia-

Stosowanie czarnego czosnku sięga setek lat wstecz. Po raz pierwszy został wprowadzony na rynek jako produkt zdrowotny i wiele osób nadal uważa go za suplement diety poprawiający zdrowie. Każdego roku ludzie w Stanach Zjednoczonych spożywają ponad 250 milionów funtów czosnku. Ponadto jest on bardzo popularny w krajach Bliskiego Wschodu i basenu Morza Śródziemnego, a także w Chinach i Indiach. W Tajlandii mieszkańcy wierzą, że spożywanie czarnego czosnku wydłuży ich życie. Od 2008 roku czosnek ten powoli wkracza do głównego nurtu w Stanach Zjednoczonych. Ze względu na swój złożony smak, który łączy w sobie słodkie i pikantne smaki, jest bardzo poszukiwany przez znanych szefów kuchni[1].

Kultura Korei, która jest najbardziej znana ze swojego kimchi, udoskonaliła technikę fermentacji, powoli podnosząc smak zwykłych potraw na zupełnie nowy poziom. Nie powinno dziwić, że Korea była krajem, w którym po raz pierwszy pojawił się czarny czosnek. Po dojrzewaniu przez co najmniej miesiąc, ma karmelizowaną słodycz, pikantne bogactwo i odczucie na języku, które można porównać do jedzenia daktyli. Jest zarówno słodki, jak i łagodny, dzięki czemu trudno jest zdać sobie sprawę, że naprawdę spożywasz czosnek. Te sfermentowane ząbki mają gładką konsystencję i są łatwe do spożycia same w sobie i nie pozostawiają silnego posmaku w ustach. W ciągu ostatnich kilku lat na całym świecie zaobserwowaliśmy, że pojawia się on coraz częściej, a teraz powraca na szczyt wielu sezonowych, obowiązkowych list składników w najlepszych restauracjach, a teraz nawet w pizzeriach.

Proces fermentacji czarnego czosnku jest łatwy i naturalny i nie wymaga użycia żadnych konserwantów. Produkt końcowy jest nawet bardziej odżywczy niż konwencjonalny czosnek, który nie został poddany fermentacji. Mówi się, że czarny czosnek ma dwa razy więcej przeciwutleniaczy i witaminy C niż zwykły czosnek, więc naprawdę nie ma powodu, by go nie lubić.

Czosnek, we wszystkich swoich postaciach, jest skutecznym naturalnym lekiem. Chociaż czarny czosnek może mieć nieco więcej uroku jako wzmacniacz smaku w żywności, nie zapominaj, że można go spożywać na surowo. Jest silnym antybiotykiem, a także środkiem przeciwwirusowym i może być stosowany do wspomagania leczenia wielu różnych chorób. Ponadto zawiera związki, które są pomocne w walce z rakiem. Fakt, że czarny czosnek ma tak wiele pozytywnych skutków dla zdrowia - w tym obniżenie poziomu cholesterolu, poprawę funkcji immunologicznych, zmniejszenie występowania chorób przewlekłych i wiele innych korzyści - przyczynił się do jego błyskawicznego wzrostu popularności. Oprócz tego jest wspaniałym źródłem przeciwutleniaczy i witamin, z których oba są niezbędne do utrzymania zdrowia organizmu[2]. Dowiedzmy się więcej o tej superżywności!

1. Rozdział

Czym jest czarny czosnek

Czarny czosnek to dojrzały świeży czosnek o gładkiej, miękkiej konsystencji i bogatym, słodkim smaku. Może być stosowany do wzmacniania smaku szerokiej gamy pikantnych potraw (a nawet niektórych słodkich!). Czarny czosnek ma również ciemniejszy kolor niż zwykły świeży czosnek. Ząbki czarnego czosnku mogą być mielone, miażdżone lub przecierane ze względną łatwością, co czyni je doskonałym dodatkiem do sosów, gulaszu, makaronu i smażonych warzyw.

Profil odżywczy

W 15 gramach obranego czarnego czosnku znajdują się następujące składniki odżywcze[3]:

* - Kalorie: 40
* - Białko: 2 gramy
* - Tłuszcz: 0 gramów
* - Węglowodany: 8 gramów
* - Błonnik: 3 gramy

* - Cukier: 4 gramy

Dodatkowo, czarny czosnek zawiera wykrywalne poziomy następujących składników:

* - Witamina C
* - Witaminy z grupy B (B1, B2, B3, B6)
* - Folian
* - Wapń
* - Mangan
* - Magnez
* - Fosfor
* - Cynk
* - Żelazo

Czarny czosnek ma niższe stężenie substancji chemicznej znanej jako allicyna, która jest odpowiedzialna za wiele pozytywnych efektów zdrowotnych, które są związane ze zwykłym czosnkiem. Ma jednak wysokie stężenie fitoskładników, aminokwasów i przeciwutleniaczy. Z drugiej strony stężenia te zmieniają się w wyniku procesu starzenia.

Zawartość przeciwutleniaczy w czarnym czosnku jest wyższa niż w zwykłym czosnku. Ponadto zawiera on większą ilość substancji znanej jako S-allilocysteina

(SAC). Allicyna jest łatwiej wchłaniana przez organizm dzięki SAC. Ponieważ zawiera więcej allicyny niż zwykły czosnek, czarny czosnek może być bardziej skuteczny w pomaganiu organizmowi w uzyskaniu korzyści zdrowotnych związanych z tym związkiem.

Pieczony czosnek a czarny czosnek

Termin „pieczony czosnek" nie odnosi się do tego samego, co „czarny czosnek". Jak już wspomniano, czarny czosnek powstaje poprzez pozostawienie ząbków czosnku w niskiej temperaturze przez wiele tygodni. Aby zrobić pieczony czosnek, wystarczy piec surowy czosnek w wysokiej temperaturze przez około godzinę lub do momentu, gdy stanie się on dość miękki. Ząbki czarnego czosnku są miękkie i nieco lepkie, ale nadal są wystarczająco twarde, aby można je było pokroić lub zmielić. Oprócz tego, że są nieco kwaśne i słodkie, mają również pikantne nuty, które nie są przytłaczające i pochodzą ze świeżego czosnku, który jest używany do ich produkcji.

Ząbki pieczonego czosnku nabierają złotego koloru i słodkiego, karmelizowanego smaku. Ząbki czosnku są bardzo miękkie, wręcz papkowate i mogą być z łatwością dodawane do puree ziemniaczanego i sosów sałatkowych.

Odmiany

Istnieją dwa różne rodzaje całych główek czarnego czosnku o wielu ząbkach i pojedynczych ząbkach. Całkiem możliwe, że znasz już czosnek nazywany wieloząbkowym. Ponieważ skórki odróżniają każdy ząbek, należy je obierać osobno.

Czosnek z pojedynczym ząbkiem, znany również jako czosnek jednoząbkowy, jest bardziej zwarty i ma okrągły kształt. Po przekrojeniu główki nie ma możliwości oddzielenia jej od skórki po dotarciu do środka. Jest to po prostu pojedynczy, duży, kulisty ząbek.

Smak

Smak czarnego czosnku ma subtelną słodycz, która przypomina bogatą melasę i lekki posmak podobny do tamaryndowca lub octu balsamicznego. Dodatkowo ma głębię i ślady umami sosu sojowego. Jego ząbki są znacznie lepkie i mają bardziej miękką konsystencję niż ząbki świeżego czosnku. Podczas procesu dojrzewania ząbki stają się nieco bardziej suche, co skutkuje teksturą, która jest nieco żucia, ale miękka.

Gdzie kupić

Czarny czosnek jest łatwo dostępny do zakupu online zarówno od dużych, jak i małych producentów, a także jest często dostępny w specjalistycznych sklepach spożywczych i sklepach ze zdrową żywnością.

Można uzyskać dojrzały czarny czosnek i sfermentowany czarny czosnek w różnych formach, w tym całe cebulki, obrane ząbki, puree, suszone i granulowane formy. Znajdź czarny czosnek w postaci cebulek, ząbków lub puree, jeśli chcesz używać go w potrawach w taki sam sposób, w jaki używałbyś konwencjonalnego surowego lub pieczonego czosnku. Mniejsze słoiki lub wiązki zawierające od dwóch do pięciu główek czarnego czosnku są najczęściej spotykane w sklepach detalicznych.

Jeśli potrzebujesz czarnego czosnku w dużych ilościach, możesz zrobić czarny czosnek w domu, wkładając całe główki do wolnowaru lub urządzenia do gotowania ryżu i ustawiając je na niską temperaturę; jednak osiągnięcie pełnej dojrzałości czosnku zajmie od trzech do sześciu tygodni.

Gdzie przechowywać

Cebulki czarnego czosnku, które nie zostały obrane, mogą być przechowywane w temperaturze pokojowej w opakowaniu, o ile nie zostały otwarte. Po otwarciu opakowania należy je przechowywać w lodówce do upływu terminu przydatności do spożycia lub daty przydatności do spożycia, w zależności od tego, co nastąpi wcześniej. Prawidłowo przechowywany w lodówce, czarny czosnek może być przechowywany przez okres do jednego miesiąca.

Ząbki obranego czarnego czosnku, w całości lub posiekane, a także przeciery, powinny być przechowywane w lodówce w szczelnych pojemnikach lub szklanych słoikach.

Jak włączyć czarny czosnek do gotowania

Czarny czosnek, podobnie jak jego świeży odpowiednik, może być spożywany zarówno na surowo, jak i po ugotowaniu. Jeśli posiadasz pełne główki czarnego czosnku, będziesz musiał obrać ząbki przed ich użyciem. Obieranie ząbków czarnego czosnku zajmuje jednak znacznie mniej czasu niż obieranie ząbków świeżego czosnku. Oddzielenie ząbków od skórki nie powinno być trudne. Po obraniu, czarny czosnek może zostać pokrojony na kawałki, zmielony lub rozgnieciony przed użyciem w dowolnej potrawie wymagającej świeżego czosnku.

Należy jednak pamiętać, że czarny czosnek nie ma tak ostrego smaku jak świeży czosnek, co oznacza, że jego smak może zostać łatwo przytłoczony przez inne składniki. Możliwe jest, że będziesz musiał użyć więcej czarnego czosnku niż świeżego lub użyć go w potrawach o podstawowych smakach, aby wydobyć wyjątkowy smak czarnego czosnku. Poniżej znajduje się lista niektórych zastosowań czarnego czosnku:

- - Wymieszaj go z przyprawami (takimi jak majonez!), a także dodaj smaku sałatce ziemniaczanej lub hamburgerom.

- - Dodawaj go do potraw takich jak salsy, sosy do spaghetti, zupy i gulasze.

- - Posyp nim pizze i placki, aby dodać im smaku.

- • - Może być również z powodzeniem stosowany w niekonwencjonalnych słodyczach, takich jak na przykład lody i ciasteczka.

Smak czarnego czosnku może być lepszy niż surowego czosnku.

2. Rozdział

Tajemnicza historia czarnego czosnku

Około 2008 roku czarny czosnek znalazł się w centrum uwagi. Natychmiast rozprzestrzenił się na wszystkie najbardziej prestiżowe lokale gastronomiczne na świecie, a szefowie kuchni rywalizowali ze sobą, aby stworzyć danie z czarnym czosnkiem, które przebije je wszystkie. Ale skąd w ogóle się wziął? Historia czarnego czosnku jest mętna i istnieje kilka różnych hipotez dotyczących jego pochodzenia. W 2009 roku hodowca czosnku w Wielkiej Brytanii twierdził, że stworzył czarny czosnek przy użyciu przepisu, który miał 4000 lat i pochodził z Korei. Bardziej współczesne relacje umiejscawiają początek tego zjawiska na początku XX wieku[4].

Niektóre rodziny w Japonii i Korei twierdzą, że ich przodkowie uprawiali i używali czarnego czosnku od setek lat, co jest kolejną teorią. Prawdopodobnie wszystkie te wyjaśnienia pochodzenia czarnego czosnku są wiarygodne, a zamiast tego czarny czosnek był po prostu „odkrywany na nowo" niezależnie wiele razy na przestrzeni dziejów. W

Ajurwedzie panuje powszechne błędne przekonanie, że czosnek i cebula są zabronione. Pochodzenie tego błędnego przekonania jest nieznane. Nie bój się i jedz do woli, czerpiąc wiele korzyści dla swojego zdrowia!

Istnieją dwie główne historie dotyczące pochodzenia czarnego czosnku, jedna starożytna, a druga współczesna, są tak niepodobne do siebie, jak to tylko możliwe. Usłyszysz obie te historie, a następnie pozwolimy Ci wybrać, która z nich jest bardziej prawdopodobna.

Mark Botwright

Brytyjski rolnik o nazwisku Mark Botwright był zainteresowany znalezieniem sposobu na przechowywanie 900 000 główek czosnku, które uprawiał, tak aby mogły być używane nieprzerwanie przez cały rok. Nagle natknął się na starożytny koreański przepis na czarny czosnek, który pochodzi sprzed 4000 lat. W ramach tego procesu cebulki muszą być poddawane „działaniu ciepła i wilgoci przez ponad miesiąc". Stosuje ten proces do swoich cebulek i „Voila", znajduje czarny czosnek i natychmiast zachwyca się jego jedwabistym, słodkim smakiem. Następnie pracuje nad udoskonaleniem swojej metody i utrzymuje swoje odkrycie w dobrze strzeżonej tajemnicy, posuwając się tak daleko, że unika ujawnienia oryginalnego starożytnego źródła swojego odkrycia.

Scott Kim

W 2004 roku koreański wynalazca Scott Kim zbudował i opatentował maszynę do produkcji czarnego czosnku. Jego „maszyna utrzymuje cebulki przez trzy tygodnie, podczas których kontrolowane ciepło i wilgotność wyciągają naturalne cukry i sprawiają, że ząbki stają się czarne". Cebulki pozostają na stojaku chłodzącym jeszcze przez tydzień przed zapakowaniem. W 2008 roku jego firma, Black Garlic Inc., rozpoczęła produkcję cebulek na dużą skalę i wprowadziła je na rynek. W tym samym czasie, gdy tajemniczy czarny czosnek, który właśnie został uznany za „superżywność", rozprzestrzeniał się na całym świecie, pojawiło się wiele hipotez na temat jego początków. Kim pozostał nieugięty w swoim twierdzeniu i powiedział: „W przeciwieństwie do tego, w co mogliście uwierzyć, czarny czosnek nie jest starą kuchnią z Korei... Jestem jego wynalazcą, a moja ekskluzywna technika jest chroniona trzema patentami".

Znasz już dwie główne hipotezy, ale to dopiero początek fascynującej złożoności, która jest przed tobą. Istnieją dalsze historie, które nie są tak dobrze znane, a które twierdzą, że powstały w Japonii kilka wieków temu. W jeszcze innej relacji koreańska rodzina mieszkająca w Toronto twierdzi, że fermentuje czarny czosnek w glinianych garnkach od ponad wieku. Rodzina twierdzi, że robi to od pokoleń[5]. [Fakt, że jest on naprawdę smaczny nie jest tajemnicą, pomimo faktu, że nikomu nie udało się odkryć prawdy na ten temat (lub, jeśli tak, to niechętnie o tym mówią).

Kulturowe początki czarnego czosnku

Dodatkowo, czarny czosnek ma duże znaczenie kulturowe. Wiele osób uważa, że to Korea była krajem odpowiedzialnym za jego pierwsze rozpowszechnienie, nawet jeśli jego korzenie znajdują się na kontynencie azjatyckim. Koreańczycy uważali czarny czosnek za skuteczny środek zdrowotny i używali go do leczenia szerokiego zakresu schorzeń, a także do zwiększania swojej siły fizycznej i witalności. Wraz ze wzrostem jego reputacji, czarny czosnek zaczął pojawiać się na rynkach na całym świecie, w tym w Chinach, Wietnamie i Tajlandii. Starożytna metoda przygotowywania czarnego czosnku polegała na umieszczaniu ząbków czosnku w glinianych lub ceramicznych pojemnikach, zamykaniu pokrywek i przechowywaniu ich w zimnym, suchym miejscu przez wiele miesięcy. Pozwalało to czosnkowi na samodzielną fermentację. Istnieje wiele kulturowych wierzeń związanych z czarnym czosnkiem. W Korei wierzono, że podawanie kobietom tradycyjnych sześciu ząbków czarnego czosnku zapewni im nadprzyrodzone moce, a nawet nieśmiertelność. Z drugiej strony, w mitologii taoistycznej, która była praktykowana w niektórych społecznościach w Wietnamie i Tajlandii, ludzie wierzyli, że proces zmiany DNA wymagało użycia sześciozębkowego czosnku. Było to przekonanie podtrzymywane przez niektóre grupy. Uważano, że koncentrując i wzmacniając ich siłę witalną, zapewnia im nieśmiertelność.

Dlatego też w całej historii i cywilizacji czarny czosnek był uważany za superżywność, ponieważ mówi się, że zawiera wiele cech i zalet, które są korzystne dla zdrowia. Twierdzenie to wydaje się być uzasadnione nawet w dzisiejszych czasach, ponieważ rosnąca liczba badań i badań sugeruje, że czarny czosnek jest w rzeczywistości superżywnością[5].

Produkcja czarnego czosnku - reakcja Maillarda lub fermentacja

Fermentacja jest często używana do opisania procesu, w którym produkowany jest czarny czosnek; jednak nie ma prawdziwej fermentacji, która ma miejsce podczas produkcji czarnego czosnku.

Czym jest fermentacja?

Mikroorganizmy, takie jak bakterie lub drożdże, są odpowiedzialne za przekształcanie jednej substancji w inną podczas procesu fermentacji. Zwykle ostre enzymy znajdujące się w białym czosnku ulegają degradacji podczas procesu starzenia, w wyniku którego powstaje czarny czosnek, który odbywa się w ciepłym i wilgotnym środowisku. W przeciwieństwie do bardziej natychmiastowych reakcji Maillarda, takich jak opiekanie ptasiego mleczka, rozkład czosnku zajmuje długi okres czasu, dokładnie tak jak w przypadku wielu procesów fermentacji. To odróżnia go od tych procesów.

Reakcja Maillarda

Proces chemiczny znany jako reakcja Maillarda jest odpowiedzialny za przekształcenie surowego czosnku w jego charakterystyczny ciemny kolor. Pytanie brzmi teraz, czym dokładnie jest reakcja Maillarda? W świecie chemii termin „reakcja Maillarda" odnosi się do reakcji chemicznej zachodzącej między aminokwasami i cukrami w obecności ciepła. Proces ten powoduje brązowienie żywności i nadaje jej nowy smak, kolor i aromat. Cukier to kolejna substancja, która często występuje w produktach spożywczych, podobnie jak aminokwasy, które są rodzajem białka. Podczas reakcji Maillarda aminokwasy i cukry obecne w żywności są reorganizowane w taki sposób, że odbijają światło w określony sposób. To właśnie nadaje posiłkowi charakterystyczny brązowy kolor i teksturę. Reakcja Maillarda nie tylko nadaje żywności charakterystyczny brązowy kolor, ale także nadaje jej smak i zapach. Podczas smażenia, pieczenia lub przygotowywania żywności w inny sposób, który generuje ciepło, zachodzi reakcja Maillarda, która powoduje powstawanie wielu cząsteczek, które nadają gotowemu produktowi charakterystyczny zapach. Reakcja Maillarda nie jest czymś, co dzieje się tylko w kilku wybranych produktach spożywczych podczas gotowania; raczej dzieje się to w prawie wszystkich produktach spożywczych podczas gotowania. Nawet jeśli smak i zapach mogą się różnić w zależności od produktu spożywczego, zabarwienie może być takie samo. Ciepło, wilgoć i czas to trzy podstawowe wymagania, aby zaszła reakcja Maillarda. Reakcja Maillarda zachodzi podczas produkcji czarnego czosnku, ponieważ odbywa się w nieco wysokiej temperaturze, z wilgocią i przez długi czas. W rezultacie czarny czosnek nie może być produkowany bez procesu Maillarda, a zatem żywność, którą dziś z przyjemnością spożywamy, nie miałaby charakterystycznego smaku i zapachu w przypadku braku reakcji Maillarda[6].

Co to dokładnie jest?

Po przestudiowaniu tematu doszedłem do wniosku, że reakcja Maillarda, która jest główną reakcją chemiczną zachodzącą w tym scenariuszu, jest odpowiedzialna za brązowienie czarnego czosnku. Nie jestem pewien, czy można go również opisać jako poddany procesowi fermentacji w tym samym czasie.

Prawdopodobnie sprowadzi się to do pytania, czy w procesie rozkładu biorą udział jakieś mikroorganizmy. Według innej teorii, z którą się spotkałem, temperatury wymagane do wytworzenia czarnego czosnku są podobno wysokie, aby zachodził prawdziwy proces fermentacji. Możliwe, że to, czego jesteśmy świadkami, to rozkład enzymatyczny zachodzący w tym samym czasie, co proces Maillarda. Przynajmniej proces ten jest dość podobny do tego, który obejmuje fermentację; jednak prawdopodobnie nie jest to wcale fermentacja.

3. Rozdział

Niezwykłe korzyści zdrowotne związane z czarnym czosnkiem

Korzyści zdrowotne wynikające ze spożywania czarnego czosnku są liczne i mogą nawet przewyższać korzyści płynące ze spożywania surowego czosnku. W tym rozdziale przyjrzymy się niektórym z możliwych korzyści zdrowotnych, jakie może oferować czarny czosnek. Czarny czosnek jest nieszkodliwym produktem spożywczym, który może być stosowany w taki sam sposób jak świeży czosnek; niemniej jednak FDA nie wydała zgody na jego stosowanie w medycynie, a ogólnie brakuje wiarygodnych badań klinicznych. Przed rozpoczęciem suplementacji czarnym czosnkiem należy skonsultować się z lekarzem pierwszego kontaktu. Nie ma dowodów z badań klinicznych na poparcie stosowania czarnego czosnku w leczeniu którejkolwiek z chorób opisanych w tej sekcji. Poniżej przedstawiono dane z wcześniejszych badań przeprowadzonych na zwierzętach i systemach komórkowych, które powinny ukierunkować wszelkie przyszłe wysiłki badawcze. Opisane poniżej badania nie powinny być jednak traktowane jako dowód na to, że którekolwiek z deklarowanych korzyści zdrowotnych są prawdziwe.

Zawiera więcej przeciwutleniaczy

Procedura fermentacji powoduje, że czarny czosnek ma znacznie wyższe stężenie przeciwutleniaczy niż surowy czosnek. Wynika to z faktu, że podczas fermentacji czarnego czosnku, cząsteczka znana jako allicyna, która jest odpowiedzialna za silny zapach uwalniany po zmiażdżeniu czosnku, jest przekształcana w przeciwutleniacze chemiczne, takie jak alkaloidy i flawonoidy. Allicyna jest przekształcana w szereg różnych substancji chemicznych w procesie, który przekształca czosnek w czarny czosnek[7].

W czarnym czosnku znajduje się kilka różnych przeciwutleniaczy:

- - Związki Amadori i Heynsa: Są to związki chemiczne, które powstają w wyniku procesu Maillarda. Silne przeciwutleniacze znane jako związki Amadori/Heyns można znaleźć w czarnym czosnku, który w porównaniu do świeżego czosnku zawiera od 40 do 100 razy więcej tych związków.

- - 5-hydroksymetylofurfural: Jest to związek przeciwzapalny, który działa również jako przeciwutleniacz. Jego nazwa pochodzi od jego struktury chemicznej. Ponieważ 5-HMF jest wytwarzany podczas procesu fermentacji w wysokich temperaturach, czarny czosnek zawiera znacznie większe stężenie tego zdrowego składnika w porównaniu do czosnku białego.

- - Związki siarki organicznej: Siarczek diallilu, disiarczek diallilu, trisiarczek diallilu i trisiarczek diallilu.

- trisiarczek i tetrasiarczek diallilu

- - Pirogronian: Jest to ważny związek chemiczny w czarnym czosnku, który działa zarówno jako przeciwutleniacz, jak i środek przeciwzapalny. Tlenek azotu i prostaglandyna E2, które przedłużają i nasilają stan zapalny, są dzięki temu zmniejszone.

- - S-allilocysteina
- - Tetrahydro-β-karboliny
- - N-fruktozylo glutaminian
- - N-fruktozylo-arginina (NFA)
- - Alliksyna
- - Selen
- - N-alfa-(1-deoksy-d-fruktozo-1-ylo)
- - L-arginina
- - Flawonoidy, polifenole i inne alkaloidy

Dodatkowo, czarny czosnek zawiera tlenek azotu, który, jak wykazały badania, ma silne działanie przeciwnowotworowe i przeciwwirusowe. Oprócz tego zawiera przeciwzapalną substancję chemiczną znaną jako 2-linoleoiloglicerol. Prostaglandyna E2 i cytokiny, które są ważne w promowaniu i sygnalizowaniu odpowiedzi zapalnej, sprawiają, że proces śmierci komórek jest bardziej długotrwały i zaostrza go, wraz z obrzękiem i innymi nieprzyjemnymi objawami alergii, infekcji lub innej choroby, są w rezultacie zredukowane do niższych poziomów.

Mechanizm działania

Czosnek jest naładowany związkami chemicznymi oddającymi wodór i siarkę, które są niezbędne do rozwoju jego działania przeciwutleniającego. Związki te można znaleźć w bardzo wysokich stężeniach w czosnku. Czosnek zawiera niestabilny składnik znany jako allicyna. Składnik ten może zostać przekształcony w związki siarki organicznej, które są nie tylko bardziej stabilne, ale także mają zdolność do oddawania wodoru i siarki.

Związki, które oddają wodór i siarkę, są bardzo potrzebne do działania przeciwutleniającego, ponieważ aktywują czynnik Nfr-2. Kiedy czynniki Nfr-2 wiążą się z elementami odpowiedzi antyoksydacyjnej, powoduje to uwolnienie wielu różnych enzymów:

* - Oksygenaza hemowa-1
* - dysmutazy ponadtlenkowej
* - Katalaza
* - Oksydoreduktaza chinonowa-1
* - S-transferaza glutationowa

Wszystkie te enzymy są niezbędne, ponieważ mogą przekształcić się w skuteczne przeciwutleniacze, zmieniając potencjalnie szkodliwe atomy tlenu i azotu w stany, w których nie mogą łączyć się ze sobą i powodować poważnych uszkodzeń komórek w ludzkim ciele. Potencjał przeciwutleniający czarnego czosnku można w dużej mierze przypisać związkom siarki organicznej, które są wytwarzane z allicyny. Przeciwutleniacze to cząsteczki, które pomagają chronić komórki przed uszkodzeniami oksydacyjnymi, które pozostawione bez kontroli mogą prowadzić do różnych dolegliwości. Większość przeciwutleniaczy spożywanych przez ludzi pochodzi z pokarmów roślinnych, w tym z czosnku. Zgodnie z wynikami jednego z badań opublikowanych w 2014 roku, poziom całkowitej aktywności przeciwutleniającej dramatycznie wzrósł w starzonym czarnym czosnku. Zgodnie z wynikami tego samego badania, poziom przeciwutleniaczy w czosnku osiągnął najwyższy poziom po 21 dniach fermentacji.

Reguluje poziom cukru we krwi

Osoby cierpiące na cukrzycę i wysoki poziom cukru we krwi są narażone na zwiększone ryzyko poważnych problemów zdrowotnych, z których niektóre obejmują uszkodzenie nerek, infekcje i choroby serca. Wyciąg z czarnego czosnku podawano szczurom w badaniu przeprowadzonym w 2019 r., a szczury karmiono dietą bogatą w tłuszcze i cukier. Szczury, którym podawano ekstrakt z czarnego czosnku, wykazywały poprawę metaboliczną, taką jak obniżony poziom cholesterolu, zmniejszony stan zapalny i regulacja apetytu[8].

Wcześniejsze badania przeprowadzone w 2009 r. na szczurach chorych na cukrzycę wykazały, że właściwości przeciwutleniające czarnego czosnku mogą pomóc w ochronie przed problemami, które często są wynikiem podwyższonego poziomu cukru we krwi. W innym eksperymencie przeprowadzonym w 2019 r. naukowcy podawali szczurom dietę bardzo bogatą w tłuszcze. W porównaniu do szczurów, które go nie spożywały, szczury, które spożywały czarny czosnek miały znacznie niższy poziom glukozy i insuliny we krwi niż te, które go spożywały.

Należy pamiętać, że niektóre z tych odkryć pochodzą z badań przeprowadzonych na zwierzętach i że nadal potrzebne są dalsze badania nad skutecznością czarnego czosnku na cukrzycę i poziom cukru we krwi u ludzi.

Obniża prawdopodobieństwo wystąpienia chorób serca

Kilka badań wykazało, że czarny czosnek pomógł osobom z nieznacznie podwyższonym poziomem cholesterolu osiągnąć zdrowszy poziom cholesterolu. W badaniu na ludziach, które trwało 12 tygodni i wykorzystywało placebo, 30 uczestnikom podawano 6 gramów czarnego czosnku przed każdym posiłkiem na czas trwania badania. Po zakończeniu projektu badawczego wykazano, że poziom cholesterolu HDL, znanego również jako „dobry" cholesterol, wzrósł w porównaniu z grupą placebo. Z drugiej strony, odnotowano niewielki spadek poziomu cholesterolu LDL, czasami znanego jako „zły cholesterol".

Ze względu na wysokie stężenie związków siarki organicznej, czarny czosnek ma również zdolność do rozluźniania naczyń krwionośnych, co skutkuje obniżeniem ciśnienia krwi. Pacjenci z wysokim ciśnieniem krwi przyjmowali dwa lub cztery ząbki czarnego czosnku każdego dnia w trakcie badania, które trwało dwanaście tygodni. Spowodowało to ogólne obniżenie ciśnienia krwi o 11,8 mm Hg[9].

W jeszcze innym eksperymencie z udziałem zwierząt naukowcy odkryli, że podawanie szczurom diety bogatej w tłuszcze spowodowało wzrost poziomu całkowitych tłuszczów we krwi, trójglicerydów i cholesterolu. Ekstrakt z czarnego czosnku pomógł obniżyć te poziomy. Obecność tych substancji na podwyższonym poziomie często wskazuje na zwiększone ryzyko chorób sercowo-naczyniowych.

W jednym z badań osobom cierpiącym na chorobę wieńcową podawano 20 gramów ekstraktu z czarnego czosnku raz dziennie przez okres sześciu miesięcy. W porównaniu z osobami, które przyjmowały placebo, osoby, które spożywały czosnek miały wyższy poziom przeciwutleniaczy w organizmie i lepsze oznaki dobrego funkcjonowania serca.

Możliwe jest, że włączenie czarnego czosnku do diety pomoże utrzymać lub poprawić zdrowie układu sercowo-naczyniowego; potrzebne są jednak dalsze badania na ludziach, aby lepiej zrozumieć wpływ suplementów czarnego czosnku na serce.

Nie ma wystarczających dowodów na poparcie

Poniższe rzekome korzyści są poparte jedynie niewielką liczbą badań klinicznych, które są niskiej jakości. Nie ma wystarczających dowodów na poparcie stosowania czarnego czosnku do któregokolwiek ze wskazanych tutaj celów. Przed zastosowaniem czarnego czosnku należy zawsze skonsultować się z lekarzem i pod żadnym pozorem nie należy stosować go zamiast tego, co zalecił lub przepisał lekarz.

Zwalcza stany zapalne

W eksperymentach przeprowadzonych zarówno na ludziach, jak i zwierzętach, wykazano, że czarny czosnek zmniejsza skutki krzepnięcia krwi wywołane agregacją płytek krwi. Przeciwutleniacz o nazwie 5-HMF, który można znaleźć w czarnym czosnku, został wykorzystany w badaniach na ludzkich komórkach i zaobserwowano, że hamuje on aktywację czynnika jądrowego kappa B (NF-B). Cząsteczka ta jest odpowiedzialna za regulację produkcji cytokin, które pomagają komórkom stymulowanym przez TNF pozostać aktywnymi przez dłuższy czas.

Komórki, które zostały pobudzone przez TNF-, przyczyniają się do odpowiedzi zapalnej, która zwiększa przepływ krwi, obrzęk i liczbę komórek obronnych, które są przyciągane do danego miejsca. Dodatkowo zmniejszono liczbę białek, które łączą komórki i powodują zakrzepy krwi. Zmniejszyła się również liczba komórek odpowiedzialnych za stany zapalne i uszkodzenia komórek[10].

W teście wykorzystującym makrofagi, które są komórkami odpornościowymi, naukowcy odkryli, że czarny czosnek był w stanie zmniejszyć syntezę tlenku azotu, TNF- i prostaglandyny E2, z których wszystkie są istotnymi czynnikami przyczyniającymi się do reakcji zapalnych. Udało się to osiągnąć poprzez obniżenie poziomu wielu różnych białek i enzymów, w szczególności syntazy NO, TNF- i białka cyklooksygenazy-2.

W badaniu na myszach naukowcy odkryli, że gdy zwierzętom podawano 120 mg/kg czarnego czosnku, ich poziom cytokin TNF- i IL-6 we krwi został obniżony. W celu określenia funkcji, jeśli w ogóle, jaką czarny czosnek odgrywa w zmniejszaniu stanu zapalnego u ludzi, konieczne będą większe i bardziej rygorystyczne testy kliniczne. Na razie wszystko, co możemy naprawdę powiedzieć, to to, że włączenie czarnego czosnku do diety, która poza tym jest zdrowa, nie wyrządzi żadnej szkody.

Zapewnia ochronę przed alergiami

Przeciwciała zwane immunoglobuliną E (IgE) i komórki tuczne są powiązane z rozwojem alergii. Oba te czynniki przyczyniają się do promowania przewlekłego stanu zapalnego. Mówiąc dokładniej, reakcja alergiczna typu I jest inicjowana, gdy zaangażowany jest receptor IgE, który znajduje się na powierzchni błony apikalnej komórek odpornościowych.

Zmniejszenie poziomu enzymów zapalnych (-heksozoaminidazy i TNF-) zaobserwowano w eksperymencie komórkowym, w którym czarny czosnek podawano w stężeniu 2 mg/ml. Z tego powodu uniknięto reakcji alergicznej. W innym badaniu komórkowym stosowanie czarnego czosnku w stężeniu 50 g/ml hamowało kluczowe cząsteczki promujące alergię (prostaglandynę E2, leukotrien B4 i cyklooksygenazę-2) i zapobiegało sygnalizacji (fosforylacji Syk, fosfolipazy A2 i 5-lipooksygenazy), która może prowadzić do ataku komórek przez komórki układu odpornościowego znane jako makrofagi.

Myszy, którym podawano czarny czosnek, miały zmniejszoną reakcję alergiczną, którą można było zaobserwować na ich skórze. Badania na zwierzętach i komórkach sugerują, że czarny czosnek może być w stanie zmniejszyć markery alergii i zapobiegać reakcjom alergicznym; jednak w chwili obecnej nie przeprowadzono żadnych badań na ludziach[11].

Odwraca uszkodzenia wątroby

Istnieją pewne dowody na to, że czarny czosnek może pomóc chronić wątrobę przed uszkodzeniami, które mogą być spowodowane ciągłą ekspozycją wątroby na toksyny, leki, alkohol i infekcje. Zgodnie z badaniami przeprowadzonymi na szczurach, wykazano, że czarny czosnek ma działanie zapobiegawcze w przypadku uszkodzenia wątroby, a tym samym zapobiega przyszłym uszkodzeniom wątroby.

Ponadto istnieją pewne dowody na to, że czarny czosnek może być korzystny w leczeniu chorób przewlekłych. Na przykład, jedno z badań przeprowadzonych na zwierzętach wykazało, że czarny czosnek poprawia funkcjonowanie wątroby w przypadku trwałego uszkodzenia wątroby wywołanego alkoholem. Było to prawdopodobnie spowodowane aktywnością przeciwutleniającą czarnego czosnku. W innym eksperymencie szczurom z uszkodzoną wątrobą podawano dojrzały czarny czosnek, który obniżał poziom ALT i AST, dwóch substancji we krwi, które są podwyższone w przypadku uszkodzenia wątroby.

Ze względu na wyższy poziom substancji chemicznej znanej jako CYP2E1 w czarnym czosnku, zwykła aktywność wątroby i tempo metabolizmu również zostały podniesione. Dodatkowo, czarny czosnek był w stanie zmniejszyć ilość złogów tłuszczowych w wątrobie i przywrócić zdrową równowagę średnicom komórek wątroby[12].

Pomaga kontrolować wagę

Według badań, czarny czosnek może znacznie zmniejszyć masę ciała, liczbę tkanek adipocytowych i ilość tłuszczu rozmieszczonego w żołądku.

Jak więc dokładnie czarny czosnek może zwalczyć te dodatkowe kilogramy? Naukowcy uważają, że eliminuje on komórki tłuszczowe poprzez powstrzymywanie rozwoju nowych komórek tłuszczowych. W rezultacie proces, w którym skoncentrowane tłuszcze są przekształcane w komórki tłuszczowe, zostaje spowolniony. Następnie rozkłada je i zamienia w energię, co oznacza, że prawdopodobieństwo przybrania na wadze po włączeniu ich do diety jest mniejsze.

Badania przeprowadzone na szczurach wykazały, że czarny czosnek znacznie zmniejszył masę ciała, a także tłuszcz żołądkowy i ilość komórek tłuszczowych (adipocytów). Ponadto, poziom trójglicerydów i LDL („złego" cholesterolu) został obniżony, podczas gdy poziom HDL („dobrego" cholesterolu) został podniesiony.

Zwiększa odporność na infekcje

Przeciwzapalne właściwości przeciwutleniaczy zawartych w czarnym czosnku sprawiają, że jest on przydatnym pożywieniem wzmacniającym układ odpornościowy. Przeciwutleniacze biorą udział w walce z wolnymi rodnikami i chronią przed stresem oksydacyjnym, który może powodować uszkodzenia komórek. Jeśli układ odpornościowy jest silny, będzie w stanie skuteczniej bronić organizm przed szkodliwymi zarazkami i chorobami[13].

Hamuje wzrost komórek nowotworowych

Zgodnie z wynikami badań, czarny czosnek może skutecznie hamować wzrost komórek nowotworowych. Wykazano, że ekstrakt z czarnego czosnku ma wyższy poziom działania immunostymulującego, przeciwutleniającego i przeciwnowotworowego niż ekstrakt z surowego czosnku w badaniu przeprowadzonym w probówkach przy użyciu krwi 21 uczestników. W ciągu trzech dni naukowcy zaobserwowali, że roztwór ekstraktu z czarnego czosnku był toksyczny dla komórek rakowych płuc, piersi, żołądka i wątroby.

Naukowcy badają możliwość, że niektóre z aktywnych substancji chemicznych zawartych w czarnym czosnku mogą hamować wzrost komórek nowotworowych. Jest to stosunkowo wstępne badanie, które zostało przeprowadzone tylko na komórkach; dlatego nie można z niego wyciągnąć żadnych konkretnych wniosków na temat wpływu czarnego czosnku na raka u prawdziwych zwierząt lub ludzi. Wiele substancji chemicznych wykazuje działanie „przeciwnowotworowe" w komórkach, jednak efektów tych nie można zaobserwować w żywych organizmach.

Bezpośrednia ekspozycja na czarny czosnek hamuje produkcję rakotwórczych cząsteczek sygnałowych znanych jako JNK i p38MAPK w niektórych komórkach nowotworowych. Cząsteczki te odgrywają znaczącą rolę w rozwoju raka. Komórki nowotworowe, takie jak komórka raka płuc A549, komórka raka wątroby HepG2 i komórka raka piersi MCF-7 są kilkoma przykładami tego rodzaju. Obecnie prowadzone są badania nad czarnym czosnkiem i zawartymi w nim aktywnymi substancjami chemicznymi w następujących obszarach[14]:

- • - Białaczka
- • - Rak żołądka
- • - Rak okrężnicy
- • - Rak endometrium

Zgodnie z wynikami jednego z badań, może on pomóc zahamować rozwój komórek nowotworowych w okrężnicy. Związki znajdujące się w dojrzałym czarnym czosnku mają zdolność do hamowania produkcji szkodliwych wolnych rodników w organizmie. Ta cecha pomaga ograniczyć proliferację komórek nowotworowych w organizmie i może również pomóc w zapobieganiu rozprzestrzenianiu się raka na inne części ciała. W tym momencie nie ma nawet bliskich wystarczających danych na poparcie stosowania czarnego czosnku w zapobieganiu lub leczeniu raka; niemniej jednak prowadzone są ciągłe badania nad komórkami.

Wrzody żołądka i rak

Pacjenci cierpiący na raka żołądka mogą doświadczać śmierci komórek w obecności dużych ilości czarnego czosnku.

W jednym z badań odkryto, że leczenie raka przy użyciu czarnego czosnku zmniejsza wzrost guzów żołądka u myszy. Ponadto, czosnek pobudza syntezę dwóch niezbędnych enzymów, z których oba działają w celu ochrony przed uszkodzeniami oksydacyjnymi powodowanymi przez złośliwe komórki[15].

Zmniejsza utratę pamięci

Istnieją pewne dowody na to, że czarny czosnek może pomóc zmniejszyć stan zapalny, który z czasem może powodować utratę pamięci i pogorszenie funkcji mózgu. Nagromadzenie cząsteczki białka znanej jako beta amyloid jest uważane przez naukowców za główną przyczynę stanu zapalnego w mózgu, co z kolei zwiększa prawdopodobieństwo rozwoju choroby Alzheimera.

Zgodnie z wynikami jednego z badań przeprowadzonych na szczurach, czarny czosnek może zmniejszać stan zapalny mózgu wywołany przez beta amyloid, a nawet poprawiać pamięć krótkotrwałą. W innym badaniu naukowcy poddali mózgi szczurów stresowi oksydacyjnemu. Podając szczurom ekstrakt z czarnego czosnku, naukowcy byli w stanie zapobiec stresowi oksydacyjnemu prowadzącemu do upośledzenia pamięci. Przeciwutleniacz znany jako 5-HMF, który znajduje się w czarnym czosnku, jest odpowiedzialny za dezaktywację łańcucha białkowego znanego jako czynnik jądrowy kappa B. Jeśli ten łańcuch białkowy zostanie aktywowany powyżej normalnego poziomu, może to prowadzić do zaburzeń zapalnych, chorób autoimmunologicznych, a nawet nowotworów złośliwych. Czarny czosnek ma zdolność minimalizowania ryzyka wystąpienia różnych chorób, ponieważ hamuje łańcuch, który je powoduje.

Ponadto łańcuch białkowy jest odpowiedzialny za wydzielanie cytokin, które są białkami regulującymi odpowiedzi immunologiczne i mogą potencjalnie nasilać ból i inicjować stany zapalne mózgu. Cytokiny są również zaangażowane w schorzenia takie jak astma, miażdżyca i zapalenie stawów. Hamując działanie czynnika jądrowego kappa B, czarny czosnek jest w stanie tłumić aktywność cytokin.

Zgodnie z wynikami badań przeprowadzonych na makrofagach, które są rodzajem komórek odpornościowych, czarny czosnek może zmniejszać stan zapalny poprzez obniżenie produkcji tlenku azotu (NO) i komórek odpowiedzialnych za wywoływanie stanu zapalnego. Dodatkowo hamuje on aktywność białek i enzymów, które są niezbędne do produkcji tlenku azotu i komórek zapalnych. To z kolei skutkuje mniejszą liczbą makrofagów, które są głównym czynnikiem przyczyniającym się do uszkodzenia tkanek związanego z utrzymującym się stanem zapalnym[16].

MSG i komórki mózgowe

Bez wątpienia znasz przyprawę znaną jako MSG (glutaminian sodu). W komórkach mózgowych szczurów glutaminian sodu (MSG) powodował uszkodzenie komórek Purkinjego w móżdżku i hipokampie; jednak wpływ MSG na ludzi jest nieznany. Zarówno móżdżek, jak i hipokamp są istotnymi składnikami mózgu ze względu na ich rolę w regulacji koordynacji mięśni i utrzymywaniu długotrwałych wspomnień. Ekstrakt z czarnego czosnku był w stanie pomóc zmniejszyć ilość uszkodzeń komórek Purkinjego u szczurów wywołanych przez MSG[17].

Znaczenie tych badań na szczurach z użyciem czarnego czosnku jest niejasne, szczególnie ze względu na debatę wokół glutaminianu sodu (MSG), który, jak wykazano w kilku badaniach, nie ma żadnych negatywnych skutków. Konieczne jest przeprowadzenie testów na ludziach.

4. Rozdział

Produkcja czarnego czosnku

Przygotowanie własnego czarnego czosnku w domu to prosty proces, którego rezultatem jest pyszny składnik. W tym rozdziale przeprowadzę cię przez proces wytwarzania czarnego czosnku w domu przy użyciu Instant Pot, wolnowaru, urządzenia do gotowania ryżu lub fermentatora żywności[4], a także przedstawię kilka sugestii dotyczących tego, co możesz zrobić ze sfermentowanym czosnkiem, który zrobisz w domu. Do przygotowania czarnego czosnku w domu wymagane są następujące elementy:

- - Świeże główki czosnku (w całości)
- - Plastikowa folia
- - Folia aluminiowa
- - Urządzenie do gotowania ryżu, garnek instant, wolnowar, fermentator spożywczy lub garnek do gotowania.
- - Miejsce w domu, które może być zamknięte, takie jak garaż lub zadaszona przestrzeń na zewnątrz.

- • - Cierpliwość. Czas trwania tej procedury może wynosić od trzech tygodni do dwóch miesięcy, ponieważ nie jest ona szybka.

Przygotowanie miejsca do uprawy czosnku

Dobrze wentylowane miejsce na zewnątrz (chronione przed warunkami atmosferycznymi), garaż lub oddzielne pomieszczenie, które można odgrodzić od reszty domu, to dobre opcje do ustawienia Instant Pot, wolnowaru, urządzenia do gotowania ryżu lub fermentatora żywności.

Dlaczego? Zapach czosnku jest dość ostry, szczególnie na wczesnych etapach procesu przygotowania i utrzymuje się przez co najmniej tydzień, jeśli nie dłużej. Jeśli jesteś naprawdę wrażliwy na silne zapachy, zaleca się ustawienie sprzętu na zewnątrz lub w garażu, który ma wystarczającą wentylację.

Przygotowanie czarnego czosnku jest dość proste; wszystko, czego potrzeba, to trochę czasu i wytrwałości. Ponieważ jest to tak czasochłonna procedura, zdecydowanie sugeruję przygotowanie dużej ilości. W ten sposób będziesz mieć wystarczająco dużo dla siebie i/lub podarujesz go w prezencie wszystkim swoim kulinarnym przyjaciołom i rodzinie.

Przygotowanie czarnego czosnku w szybkowarze

- **1.** Zawiń każdą świeżą główkę czosnku osobno w plastikową folię.

- **2.** Następnie przykryj cebulki folią cynową w dwóch oddzielnych warstwach.

- **3.** Podnieś czosnek tak, aby nie dotykał dna Instant Pot, wkładając stojak do urządzenia.

- **4.** Umieść ząbki czosnku owinięte folią w Instant Pot i przykryj pokrywką.

- **5.** Zmień ustawienie temperatury na „ciepłe".

- **6.** Przed rozpoczęciem upewnij się, że minutnik jest ustawiony na maksymalny czas (99:59, co oznacza 99 godzin i 59 minut). Ponieważ Instant Pot wyłącza się po każdych 4 dniach, musisz pamiętać o zresetowaniu go do ustawienia „ciepłe" za każdym razem, gdy zegar się skończy.

- **7.** Spójrz na kalendarz i zaznacz nadchodzącą datę za trzy tygodnie. Kiedy osiągniesz ten punkt, powinieneś zacząć sprawdzać główki czosnku.

Jak monitorować proces

- - Po około miesiącu lub co najmniej trzech tygodniach, powinieneś zacząć sprawdzać postęp czosnku, używając tej samej główki jako „oficjalnego testera".

- - Zdejmij opakowanie i wyjmij jeden ząbek czosnku. Zdejmij cienką warstwę, aby ocenić sytuację.

- - Ponownie zawiń główkę i umieść ją w Instant Pot na kolejny tydzień, jeśli nie przybrała jeszcze ciemniejszego karmelowego koloru i nadal jest jędrna.

- - Kontynuuj sprawdzanie czosnku raz w tygodniu; może to potrwać od trzech do pięciu tygodni, aż uzyskasz ciemnoczarny czosnek, który będzie gładki i lepki w dotyku.

Przygotowanie czarnego czosnku w wolnowarze lub urządzeniu do gotowania ryżu

Metoda przygotowywania czosnku w wolnowarze lub nawet urządzeniu do gotowania ryżu jest identyczna jak w przypadku przygotowywania go w Instant Pot. Główki czosnku powinny być pojedynczo owinięte w folię, a następnie w dwie warstwy folii. Następnie na dnie pojemnika należy umieścić stojak, aby czosnek nie leżał bezpośrednio na dnie, a temperaturę należy ustawić na „ciepło".

Po około trzech tygodniach należy rozpocząć testowanie czosnku, aby sprawdzić, czy jest gotowy. Jeśli nie stanie się czarny i miękki po trzech tygodniach, należy go ponownie owinąć i dać mu kolejny tydzień. Czosnek może być „ugotowany" nawet po tym, jak stanie się całkowicie czarny. Ponieważ allium traci wodę podczas fermentacji, smak staje się bardziej skoncentrowany w miarę trwania procesu.

Plusy: Są to popularne urządzenia i wielu z nas ma je już w swoich domach. Dlatego nie ma potrzeby kupowania nowego urządzenia, które będzie zarówno kosztować, jak i zajmować miejsce w domu.

Wady: Podczas tego procesu ma tendencję do zużywania większej ilości energii, co z czasem czyni go mniej opłacalnym. Jest to szczególnie prawdziwe, jeśli mieszkasz w regionie, w którym energia elektryczna jest droga. Ponieważ wolnowar lub urządzenie do gotowania ryżu będzie używane przez dłuższy czas, nie będzie można go używać do innych potraw w tym czasie.

Zanim zainwestujesz w cokolwiek innego, rozsądnie byłoby najpierw spróbować przyrządzić czarny czosnek w wolnowarze lub urządzeniu do gotowania ryżu, jeśli posiadasz już jedno z tych urządzeń, aby przetestować technikę i przyrządzać czarny czosnek bardzo rzadko.

Wytwarzanie czarnego czosnku w fermentorze spożywczym

Chcesz przyspieszyć czas fermentacji o kilka tygodni? Wypróbuj fermentator. To urządzenie może skrócić o połowę czas potrzebny do wyprodukowania tego czarnego złota. Urządzenia te mają dość wysoką cenę, ale można ich używać do robienia wszystkiego, od jogurtu po słodki ryż, przy użyciu tylko jednego urządzenia.

W miarę jak stosowanie czarnego czosnku staje się coraz bardziej powszechne, coraz więcej osób poszukuje metod, które są nie tylko proste, ale także wolne od ryzyka i ekonomiczne. W związku z tym nie powinno dziwić, że kilka innych rodzajów „fermentatorów" do czarnego czosnku również trafiło na półki sklepowe.

Fermentatory do czarnego czosnku to niewielkie urządzenia kuchenne, które wyglądem przypominają urządzenia do gotowania ryżu, ale ich podstawową funkcją jest ułatwienie szybkiej i prostej produkcji czarnego czosnku w domu.

Plusy: Mają one również tendencję do działania przy stosunkowo niskich kosztach. Szacuje się, że fermentator czarnego czosnku zużywa 2,16 kW dziennie, co nie jest straszną ilością mocy, jeśli weźmie się pod uwagę, że może on jednocześnie produkować 20-30 główek czosnku.

Wady: To urządzenie kuchenne nie jest tak naprawdę przeznaczone do niczego innego niż zamiana zwykłego czosnku w czarny czosnek, ponieważ jest to jego jedyny cel. W przypadku, gdy nie przygotowujesz regularnie czarnego czosnku, jego zakup i przechowywanie może być stratą pieniędzy i niepotrzebnego miejsca.

Przygotowanie czarnego czosnku w garowni

Garownia to specjalny rodzaj niewielkiej komory, która jest w stanie utrzymać określoną temperaturę i poziom wilgotności przez dłuższy czas. Ich przydatność nie ogranicza się do procesu fermentacji drożdży, który zachodzi w cieście chlebowym. Ponadto, garownie doskonale nadają się do utrzymywania odpowiednich temperatur dla różnych rodzajów fermentacji. Są idealne do produkcji własnego jogurtu lub kiszonej kapusty w zaciszu własnego domu. Proofer może być nawet używany do temperowania czekolady lub jako wolnowar, który umożliwia gotowanie w dokładnie określonej temperaturze. Oba te zastosowania są możliwe dzięki możliwości kontroli temperatury w garowni.

Fakt, że można w nim używać własnych patelni ze stali nierdzewnej sprawia, że używanie go jako wolnowaru jest fantastyczną opcją. Tradycyjny garnek, który można znaleźć w wolnowarach, jest wykonany ze stali nierdzewnej, ponieważ jest ona bardziej trwała niż ceramika i nie ma takich samych problemów z toksycznością jak szkliwo ceramiczne.

Fakt, że garnek wymaga niewielkiej ilości energii do utrzymania stałej temperatury sprawia, że jest to niezwykle opłacalne urządzenie.

Plusy: Doskonale radzi sobie z utrzymywaniem stałej temperatury. Ponadto można go złożyć do stosunkowo niewielkich rozmiarów, dzięki czemu zajmuje znacznie mniej miejsca, gdy nie jest używany.

Wady: Koszt samego urządzenia można uznać za wadę. Możliwe, że skończysz z drogim urządzeniem, które przez większość czasu będzie siedzieć z tyłu kuchni, jeśli nie produkujesz chleba lub innych sfermentowanych produktów spożywczych, nie będziesz go używać do robienia jogurtu lub temperowania czekolady itp.

Jaki jest najlepszy sposób przechowywania czarnego czosnku?

Ponieważ proces wytwarzania czarnego czosnku jest w rzeczywistości metodą konserwowania żywności, czarny czosnek może być przechowywany w temperaturze pokojowej przez dwa do trzech miesięcy, a nawet przez dłuższy okres czasu. Czarny czosnek powinien być przechowywany w chłodnym, suchym i ciemnym miejscu, takim jak spiżarnia. Może być przechowywany w szklanych słoikach lub nawet małych brązowych torebkach na lunch. Można go również zamrozić lub schłodzić. Może być przechowywany do trzech miesięcy w postaci nieobranej i przechowywany w szczelnym pojemniku. Aby zapobiec wysuszeniu i stwardnieniu czosnku, należy upewnić się, że pojemnik jest szczelnie zamknięty.

- **- Lodówka:** Możesz przechowywać główki czosnku w nienaruszonym stanie w szczelnym pojemniku lub słoiku w lodówce, a następnie wyjmować i obierać ząbki, gdy ich potrzebujesz. Czosnek można przechowywać w ten sposób nawet przez pół roku.

- **- Zamrażarka:** Zamrażaj ząbki czosnku pojedynczo lub całą główkę czosnku do przechowywania. Nie trzeba ich rozdzielać. Ząbki czosnku mogą być przechowywane w zamrażarce nawet przez rok, jeśli najpierw zostaną starannie owinięte w folię, a następnie umieszczone w zamrażarce. Ponieważ nie krzepnie po zamrożeniu, można go użyć dość szybko po wyjęciu z zamrażarki.

A co z bezpieczeństwem żywności?

Czy przygotowywanie czarnego czosnku w domu może być ryzykowne? Aby zapobiec rozwojowi zatrucia jadem kiełbasianym i innych trucizn, temperatura musi być kontrolowana i monitorowana, a poziomy pH powinny być dokładne. Jeśli chodzi o przygotowanie czarnego czosnku, ekspert ds. bezpieczeństwa żywności, dr Brian Nummer, ma do powiedzenia, co następuje:

„Temperatura podczas „fermentacji" MUSI wynosić co najmniej 135 stopni Fahrenheita (57 stopni Celsjusza). Ryzyko zachorowania w wyniku spożycia zepsutej żywności wzrasta, jeśli ta kontrola temperatury nie jest utrzymywana. W temperaturze nieco poniżej 57 stopni Celsjusza (135 stopni Fahrenheita) bakterie wywołujące choroby przenoszone przez żywność zaczynają się namnażać. Należą do nich Clostridium perfringens i Clostridium botulinum. Toksyna wytwarzana przez Clostridium botulinum jest najbardziej śmiercionośną i najsilniejszą toksyną znaną człowiekowi. Z tego powodu zdecydowanie zaleca się stosowanie rejestratora temperatury. Fermentacja czarnego czosnku różni się znacznie od fermentacji klasycznych warzyw, takich jak kiszona kapusta czy ogórki. W temperaturze pokojowej naturalne (biotyczne) bakterie kwasu mlekowego obecne w kapuście i ogórkach szybko fermentują cukry roślinne, gdy warzywa są zanurzone w solance. Ta szybka fermentacja zapobiega rozwojowi patogenów, takich jak Clostridium botulinum. Gdy solanka osiągnie pH kwasowości wynoszące 4,6 lub niższą, rozwój Clostridium botulinum nie jest już możliwy. Fermentacja czarnego czosnku może prowadzić do fermentacji kwaśnej, ale nie jest to gwarantowane".

Jeśli podzielasz obawy Briana, powinieneś odpowiednio utrzymywać temperaturę lub prawdopodobnie unikać tego samodzielnego procesu i zamiast tego kupować czarny czosnek od renomowanego sprzedawcy.

5. Rozdział

Najczęściej zadawane pytania i indywidualne obawy zdrowotne na temat spożywania czarnego czosnku

FAQs

Czy czarny czosnek jest lepszy od białego?

To, która opcja jest lepsza od drugiej, zależy od tego, czego chcesz, a także jest to kwestia osobistego wyboru. Są to dwie zupełnie różne rzeczy i w zależności od preferencji można wybrać jedną z nich. Osobiście bardzo doceniam obie te rzeczy i wybrałbym jedną z nich w zależności od konkretnego przepisu, który chciałem przygotować.

Są momenty, w których chcesz mocnego i ostrego smaku, jaki zapewnia surowy czosnek. Są też sytuacje, w których pieczony czosnek jest lepszą opcją. W innych przypadkach słodki i bogaty smak czarnego czosnku może całkowicie zmienić trajektorię kuchni. W porównaniu do surowego białego czosnku, czarny czosnek jest łatwiejszy do spożycia samodzielnie. Jest to jedna z wielu zalet czarnego czosnku.

Jeśli szukasz korzyści zdrowotnych płynących ze spożywania czosnku, ale masz trudności ze spożywaniem wystarczającej jego ilości, czarny czosnek jest raczej przyjemny w samodzielnym spożywaniu i może pomóc ci osiągnąć twoje cele. W rzeczywistości zawiera on więcej składników odżywczych niż surowy czosnek, a ty możesz odkryć, że chcesz go spożywać częściej ze względu na jego przyjemny smak[18].

Czy ma lepszy profil odżywczy niż biały czosnek? Spożywanie czarnego czosnku zamiast surowego białego czosnku może przynieść dodatkowe korzyści zdrowotne, oprócz tego, że jest wygodniejsze w spożyciu. Chociaż obie formy czosnku zawierają allicynę, czarny czosnek zawiera znacznie większe ilości S-allilocysteiny. Związek ten jest łatwo wchłaniany przez organizm i uważa się, że jest odpowiedzialny za wiele korzyści zdrowotnych związanych z czosnkiem.

Według niektórych źródeł, czarny czosnek zawiera prawie dwa razy więcej przeciwutleniaczy niż czosnek biały. Z drugiej strony, badania wykazały, że ekstrakt z czarnego czosnku ma mniejszy potencjał przeciwzapalny niż biały czosnek.

Dodatkowo, może on pomóc ustabilizować poziom cukru we krwi, pomóc w ochronie serca i prawdopodobnie pomóc w zapobieganiu nowotworom. Istnieją pewne dowody na to, że czarny czosnek może zmniejszyć stan zapalny, a także może pomóc wzmocnić układ odpornościowy. Niektórzy uważają, że może on nawet wspomagać proces odchudzania.

Jakie jest zalecane dzienne spożycie czarnego czosnku?

Według niektórych źródeł, zalecana dawka dla ogólnego zdrowia i dobrego samopoczucia wynosi od około 2 gramów dziennie do nieco ponad 10 gramów dziennie. Waga ząbka czarnego czosnku waha się średnio od jednego do pięciu gramów. Dlatego też spożywanie od jednego do dwóch ząbków dziennie jest najprawdopodobniej rozsądnym celem, do którego należy dążyć.

Indywidualne obawy związane ze spożywaniem czarnego czosnku

Wiele form czosnku ma swój własny, unikalny zestaw potencjalnych skutków ubocznych. Czarny czosnek spożywany w żywności lub napojach może potencjalnie powodować następujące obawy[19]:

- - Nieświeży oddech
- - Uczucie pieczenia w ustach lub w żołądku
- - Wzdęcia, gazy, nudności, nieprzyjemny zapach ciała lub biegunka.
- - Nadmierne spożycie może powodować krwawienie
- - Problemy z oddychaniem

Następujące działania niepożądane zostały powiązane z nadmiernym miejscowym stosowaniem czarnego czosnku:

- - Uszkodzenia skóry porównywalne do oparzeń
- - Poważne podrażnienie skóry

Szczególne środki bezpieczeństwa

- **- Ciąża i karmienie piersią:** Jeśli jesteś w ciąży lub karmisz piersią, powinnaś przedyskutować spożywanie czarnego czosnku ze swoim lekarzem. Jeśli jesteś w ciąży, nie powinnaś stosować czarnego czosnku miejscowo, ponieważ może on powodować stany zapalne.

- **- W odniesieniu do dzieci:** Czosnek może być bezpiecznie spożywany przez dzieci w bardzo małych dawkach i przez krótki okres czasu. Przyjmowanie dużych dawek nie jest bezpieczne i może być potencjalnie śmiertelne. Jednak do tej pory nie udokumentowano żadnych przypadków zgonów wśród młodych ludzi, którzy spożywali czosnek w jakiejkolwiek formie. Nie jest dobrym pomysłem miejscowe nakładanie czarnego czosnku na skórę dziecka, ponieważ może to spowodować uszkodzenia podobne do oparzeń.

- •   **- Krwawienie:** Ponieważ czosnek może zwiększać ryzyko krwawienia, powinny go unikać osoby cierpiące na schorzenia powodujące nadmierne krwawienie, stosujące leki rozrzedzające krew lub będące w trakcie rekonwalescencji po operacji.

- •   **- Cukrzyca:** Po spożyciu czarnego czosnku możliwe jest obniżenie poziomu cukru we krwi. Wykazano, że czosnek obniża poziom cukru we krwi u osób cierpiących na cukrzycę, a w niektórych przypadkach był nawet powiązany ze śpiączką cukrzycową. Jeśli cierpisz na cukrzycę, powinieneś najpierw omówić przyjmowanie czarnego czosnku z lekarzem pierwszego kontaktu.

- •   **- Rozstrój żołądka:** Czarny czosnek może wywoływać zaburzenia żołądkowo-jelitowe; jeśli w przeszłości występowały u Ciebie zaburzenia żołądkowe lub trawienne, powinieneś omówić spożywanie czarnego czosnku z lekarzem.

- **- Obniżone ciśnienie krwi:** Wykazano, że czosnek obniża ciśnienie krwi. Osoby z wysokim ciśnieniem krwi mogą odnieść z tego pozytywne korzyści. Z drugiej strony, osoby, które już mają niskie ciśnienie krwi, mogą zauważyć jego spadek. Nie należy przyjmować czarnego czosnku, jeśli w przeszłości występowało niskie ciśnienie krwi.

Poważne działania niepożądane

Spożywanie czarnego czosnku jako pokarmu nie wiąże się z żadnymi poważnymi działaniami niepożądanymi i dlatego jest uważane za bezpieczne. Według jednego z badań, bardzo nietypowy przypadek zapalenia płuc został powiązany ze stosowaniem czarnego czosnku. Nie było możliwe stwierdzenie, czy był to przypadek zatrucia czy reakcji immunologicznej. Ponieważ przeprowadzono tak niewiele znaczących badań klinicznych na ludziach, nie można spekulować na temat wpływu czarnego czosnku na dłuższą metę. Konieczne będzie przeprowadzenie dalszych testów klinicznych.

Wnioski

Nawet jeśli jesteś prawdopodobnie bardziej przyzwyczajony do jedzenia surowego czosnku, dodanie czarnego czosnku do swojej diety może być naprawdę smacznym dodatkiem. Jego galaretowata konsystencja i nieco słodki smak dobrze uzupełniają kilka różnych potraw. Czosnek ma funkcje rozgrzewania i energetyzowania żołądka, trawienia pokarmu i oczyszczania, co oznacza, że może pomóc w pozbyciu się przeziębienia zalegającego w żołądku i pomóc w trawieniu. Posiłki o ciemnym kolorze mogą potencjalnie wzmacniać nerki i poprawiać ich funkcjonowanie. Zgodnie z tradycyjną medycyną chińską (TCM)[20], są one odpowiedzialne za napędzanie i utrzymywanie fizjologicznych czynności całego organizmu.

Czarny czosnek może pomóc złagodzić wzdęcia brzucha, powstrzymać biegunkę, zmniejszyć obrzęk i wydalić toksyny w leczeniu czyraków i wrzodów skóry. Może również pomóc w stymulowaniu funkcji śledziony. Ponadto eliminuje pasożytnicze robaki, które powodują choroby skóry. W rzeczywistości czarny czosnek jest bogatym w składniki odżywcze super pokarmem, warto go wypróbować!

czarny czosnek jest bogatym w składniki odżywcze super pokarmem, warto go wypróbować!

Zastrzeżenie: O zawartości tej książki

Niniejsza książka zawiera informacje na temat czarnego czosnku w celach edukacyjnych i rozrywkowych. Autor dołożył wszelkich starań, aby zapewnić dokładność prezentowanych informacji; jednakże autor nie może być pociągnięty do odpowiedzialności za jakiekolwiek błędy lub pominięcia. Informacje zawarte w tej książce nie mają na celu zastąpienia profesjonalnej porady i nie powinny być traktowane jako porady medyczne, żywieniowe lub kulinarne.

Spożywanie i stosowanie czarnego czosnku i jego pochodnych powinno odbywać się pod nadzorem i po konsultacji z wykwalifikowanymi specjalistami. Każda osoba jest wyjątkowa i może różnie reagować na niektóre pokarmy. Zaleca się, aby czytelnicy skonsultowali się z lekarzem, dietetykiem lub wykwalifikowanym szefem kuchni przed wprowadzeniem znaczących zmian w swojej diecie lub stylu życia, zwłaszcza jeśli mają wcześniej istniejące schorzenia.

Jeśli chcesz zobaczyć więcej książek autora, zeskanuj ten kod QR

Referencje

1.   Tahir, Z., et al., *Comparative study of nutritional properties and antioxidant activity of raw and fermented (black) garlic.* International Journal of Food Properties, 2022. **25**(1): p. 116-127.

2.   Ryu, J.H. and D. Kang, *Physicochemical properties, biological activity, health benefits, and general limitations of aged black garlic: A review.* Molecules, 2017. **22**(6): p. 919.

3.   Lee, Y.-M., et al., *Antioxidant effect of garlic and aged black garlic in animal model of type 2 diabetes mellitus.* Nutrition research and practice, 2009. **3**(2): p. 156-161.

4.   Kimura, S., et al., *Black garlic: A critical review of its production, bioactivity, and application.* Journal of Food and Drug Analysis, 2017. **25**(1): p. 62-70.

5.   Toledano-Medina, M.A., et al., *Evolution of some physicochemical and antioxidant properties of black garlic whole bulbs and peeled cloves.* Food Chemistry, 2016. **199**: p. 135-139.

6.   Hodge, J.E., *Dehydrated Foods, Chemistry of Browning Reactions in Model Systems.* Journal of Agricultural and Food Chemistry, 1953. **1**(15): p. 928-943.

7.   Lee, Y.-M., et al., *Antioxidant effect of garlic and aged black garlic in animal model of type 2 diabetes mellitus.* Nutr Res Pract, 2009. **3**(2): p. 156-161.

8.   Jung, E.-S., et al., *Reduction of blood lipid parameters by a 12-wk supplementation of aged black garlic: A randomized controlled trial.* Nutrition, 2014. **30**(9): p. 1034-1039.

9.   Jeong, Y.Y., et al., *Comparison of Anti-Oxidant and Anti-Inflammatory Effects between Fresh and Aged Black Garlic Extracts.* Molecules, 2016. **21**(4): p. 430.

10.   Ha, A.W., T. Ying, and W.K. Kim, *The effects of black garlic (Allium satvium) extracts on lipid metabolism in rats fed a high fat diet.* Nutr Res Pract, 2015. **9**(1): p. 30-36.

11.   Itoh, T., et al., *Inhibitory effect of xanthones isolated from the pericarp of Garcinia mangostana L. on rat basophilic leukemia RBL-2H3 cell degranulation.* Bioorganic & Medicinal Chemistry, 2008. **16**(8): p. 4500-4508.

12.   *Hepatoprotective Effect of Aged Black Garlic on Chronic Alcohol-Induced Liver Injury in Rats.* Journal of Medicinal Food, 2011. **14**(7-8): p. 732-738.

13.   Imai, J., et al., *Antioxidant and Radical Scavenging Effects of Aged Garlic Extract and its Constituents.* Planta Med, 1994. **60**(05): p. 417-420.

14. Purev, U., M.J. Chung, and D.-H. Oh, *Individual differences on immunostimulatory activity of raw and black garlic extract in human primary immune cells.* Immunopharmacology and Immunotoxicology, 2012. **34**(4): p. 651-660.

15. Dong, M., et al., *Aged black garlic extract inhibits Ht29 colon cancer cell growth via the PI3K/Akt signaling pathway.* Biomed Rep, 2014. **2**(2): p. 250-254.

16. Farombi, E.O. and O.O. Onyema, *Monosodium glutamate-induced oxidative damage and genotoxicity in the rat: modulatory role of vitamin C, vitamin E and quercetin.* Human & Experimental Toxicology, 2006. **25**(5): p. 251-259.

17. Hermawati, E., D.C.R. Sari, and G. Partadiredja, *The effects of black garlic ethanol extract on the spatial memory and estimated total number of pyramidal cells of the hippocampus of monosodium glutamate-exposed adolescent male Wistar rats.* Anatomical Science International, 2015. **90**(4): p. 275-286.

18. Ahmed, T. and C.-K. Wang, *Black Garlic and Its Bioactive Compounds on Human Health Diseases: A Review.* Molecules, 2021. **26**(16): p. 5028.

19. Ma, L., et al., *Effects of Anaerobic Fermentation on Black Garlic Extract by Lactobacillus: Changes in Flavor and Functional Components.* Frontiers in Nutrition, 2021. **8**.

20.   Kim, J., et al., *A comparative study on the antioxidative and anti-allergic activities of fresh and aged black garlic extracts.* International Journal of Food Science & Technology, 2012. **47**.

9 798886 983473